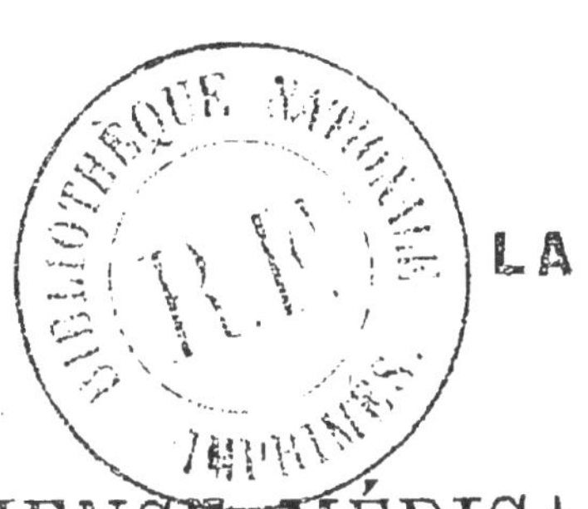

LA
SCIENCE MÉDICALE SIMPLIFIÉE

MISE A LA PORTÉE DES GENS DE LA CAMPAGNE

MIRECOURT. — HUMRERT, IMPRIMEUR-LIBRAIRE-ÉDITEUR.

LA
SCIENCE MÉDICALE SIMPLIFIÉE

MISE A LA PORTÉE DES GENS DE LA CAMPAGNE

OU

L'ART DE GUÉRIR TOUTES LES MALADIES,

D'ÉVITER LES ÉPIDÉMIES, LE CHOLÉRA MORBUS

PAR G. ROBLET.

Membre de la Légion d'honneur

Auteur de plusieurs ouvrages dans les sciences physiques et astronomiques

---

PRIX : **1** franc.

CHEZ L'AUTEUR

A MEURCOURT, (HAUTE-SAONE).

—

1871.

DE LA SCIENCE MÉDICALE

ou

De l'art de guérir les maladies et d'éviter les épidémies, le Choléra morbus.

Le plus grand bien qu'un homme pourrait faire au monde serait d'établir le principe sur lequel repose la santé de l'espèce humaine, mettre au jour la cause fondamentale des maladies, et donner, aux populations de la terre, un moyen infaillible de les guérir.

On conçoit de suite que de la solution de ce hardi problème résulterait la possibilité de prolonger la durée moyenne de la vie humaine. Car si la science positive pouvait parvenir à la certitude de guérir toutes les maladies, elle aurait au moins celle d'amoindrir les infirmités, les souffrances, qui diminuent sensiblement la durée de l'existence. Alors, pouvant détruire les misères qui sont la cause de l'appauvrissement des constitutions et de la santé, elle rendrait les sujets créés plus robustes, par conséquent plus durables.

Mais la science peut-elle parvenir à un tel but ?
Nous disons oui... — Essayons de le démontrer.

1. Quand on a acquis la certitude que la base de l'organisation est le sang, que ce fluide est au règne animal ce que la sève est au règne végétal ; que l'un et l'autre de ces fluides sont la base de tous les produits organisés ; on ne peut douter que la santé, la force, la beauté même des formes, en un mot, que la perfection des êtres dépend de la pureté plus ou moins grande de ce fluide organisateur. Il suffirait donc à la science médicale de savoir établir ces fluides élémentaires dans un état de pureté et de les y maintenir pour conserver la santé et prolonger la durée de la vie que les infirmités abrègent.

EXAMINONS L'HOMME A SON ORIGINE

2. Disposé, suivant certaines conditions, plus ou moins favorables, dans le sein maternel, l'embryon humain, émané de la plus pure partie du sang des êtres procréateurs, n'ayant, durant le temps de sa gestation dans cette enceinte, pas d'autres éléments pour son accroissement que le sang de la mère, il est incontestable que son état de perfection doit être en rapport avec l'état de pureté de ce fluide duquel procèdent toutes les parties qui le constituent.

3. Or, plus cet élément de l'organisation animale est pur, plus l'être qui en est formé doit être parfait, sa santé forte et, par conséquent, sa vie durable. C'est bien évidemment dans le cas contraire que sont produites tant d'imparfaites et chétives organisations dont la courte durée de l'existence n'est qu'un tissu de misères, de souffrances qui en abrége le cours.

4. Mais on conçoit que, sorti du sein maternel et des bras de sa mère, l'être, quoique bien constitué, puisse, par son indépendance, altérer lui-même sa constitution et se créer une mauvaise santé.

Livré à ses penchants, il ne suit pas toujours les voies tracées par la nature pour son alimentation. Aussi, arrive-t-il que, suivant l'impulsion des sociétés parmi lesquelles il vit, qu'entraîné dans une série d'excès, il s'écarte de la sobriété nécessaire, nous disons même *indispensable* pour la conservation de sa santé, et que, s'il n'en interrompt pas le cours, il en trouble du moins l'ordre.

Aussi, peut-on affirmer que c'est par ses écarts de la tempérance et des lois de la nature (écarts qui ne peuvent avoir d'autres résultats que de contribuer à la dénaturation du principe du sang,) que l'homme se crée une santé chancelante, qu'il acquiert des infirmités, et abrége, dans la pensée de se procurer des jouissances, une existence qu'il eut pu prolonger et rendre plus heureuse par une conduite plus sage.

5. Ainsi donc, si tous les hommes, du moins la plupart, pouvaient être initiés dans l'art de guérir les maladies, qu'on leur en fît connaître, et la cause principale et le traitement simple que nous exposons § 48 et 21, et par lequel ils pourraient facilement se guérir et conserver leur santé, ils éviteraient avec plus de soins et de facilité ses moindres dérangements. Pouvant alors guérir toutes les maladies à leur début (1), il n'existerait plus autant de ces affections

(1) Toute maladie est un commencement d'altération des fluides du corps qu'il faut arrêter au début pour se soustraire aux difficultés de remédier à la corruption qu'elle engendre.

chroniques qui dénaturent le sang et abrégent la durée de la vie.

Mais, diront les praticiens qui, pendant huit ou dix ans ont parcouru le labyrinthe de la science médicale sans avoir pu reconnaître une voie sûre pour arriver à la certitude de guérir, les maladies sont si compliquées, si variables dans leurs symptômes, les moyens thérapeutiques employés, si incertains dans leurs effets, que le projet d'initier les populations rurales dans l'art de guérir serait illusoire.

Loin de partager cette idée, donnons un aperçu de la possibilité de parvenir à ce but, et nous examinerons ensuite si toutes les maladies, sans en excepter le choléra et autres épidémies n'ont pas un lien commun.

APERÇU DE LA POSSIBILITÉ DE SIMPLIFIER LA SCIENCE MÉDICALE ET DE LA POPULARISER DANS TOUTES LES CLASSES DE LA SOCIÉTÉ.

L'art de guérir les infirmités, de soulager les misères auxquelles l'homme est en butte à chaque moment de sa vie, serait, sans contredit, le premier des arts utiles s'il reposait sur un principe constant duquel pût découler la certitude de ses opérations.

Mais du défaut de ce principe ou d'une base certaine qui puisse conduire le médecin à un résultat positif, naissent ces incertitudes et ces tâtonnements qui lui font perdre un temps toujours précieux pour opposer à l'accroissement du mal et à l'affaiblissement des forces du malade les moyens salutaires que la chimie peut mettre à sa disposition.

6. L'espèce humaine ne pouvant progresser qu'à raison du bon état des organes dont chaque individu est doué, état qui est constamment en rapport avec la santé qu'il possède ; si donc l'art médical avait acquis et possédait un moyen positif pour guérir toutes les infirmités qui dénaturent le mécanisme humain, cet art pourrait guider la marche du progrès des générations par son influence sur la santé des masses ; il dominerait tous les autres par son importance.

Etant directeur de la santé et du bien-être des masses, il serait, par conséquent, celui de leur progrès, il influencerait celui de leur postérité ; car de la perfection de l'organisation du père doit dépendre la perfection de l'organisation du fils.

7. Le moyen de parvenir à un tel but n'est pas une chimère, les connaissances acquises en physiologie sont sur le point de conduire la science médicale à ce résultat important d'être assurée du succès de ses opérations, et, par la simplification de ses principes et de ses moyens de guérir, de pouvoir se populariser et devenir réellement utile à toutes les classes de la société.

7 *bis*. Qu'on le remarque bien, la cause des maladies qui règnent dans le monde et appauvrissent la constitution du genre humain ne peut être aussi variée qu'on le croit généralement. Trompé par la multiplicité des symptômes, on croit à la multiplicité des causes et à la nécessité de traiter

chaque affection par une médication spéciale. De là, les re-
cettes particulières et tant de prétendus secrets pour guérir
certaines maladies. Erreur dont les campagnes ont encore
à subir les tristes conséquences.

8. Les misères du genre humain ne sont pas l'œuvre de
la nature ni le résultat du hasard des circonstances.
Arbitre de sa destinée, l'homme subit le sort qu'il se crée.
Toutes les misères qui l'accompagnent résultent des habitudes qu'il a contractées dans la vie sociale et dépendent du
régime alimentaire adopté par ses goûts. Les vices de nais-
sance même, qu'on ne peut lui imputer, accusent, par leur
hérédité, les excès ou les privations de la génération précé-
dente, et dévoilent en même temps l'impéritie de la science
contemporaine qui n'a pas su maintenir la *sève reproductive*
dans l'état de pureté nécessaire à la production des rejetons
descendants. Ce qui n'est pas une hypothèse. *Analysons.*

9. Après avoir quitté le sein de la mère, l'homme devient
sous l'empire de ses penchants et de ses goûts, l'arbitre de
sa destinée. De sa sobriété résulte la régularité de sa santé,
et de sa tempérance le calme de ses passions. Le régime
alimentaire adopté, qui est la base de sa constitution, le
rend plus ou moins sensible aux influences de l'atmosphère
et à la vicissitude de la température.

9 *bis*. Il faut des aliments à l'homme, mais qu'ils soient
proportionnés à sa constitution. Et il est rare que dans l'abon-
dance il n'en prenne pas plus que les tissus organiques dont
il est constitué ne peuvent en absorber pour leur accroissement et pour leur entretien. Il s'expose donc dans ce cas à
subir les conséquences pénibles qui résultent des efforts que

son organisme doit faire pour rejeter au dehors l'excédent qu'il ne peut assimiler.

Aussi, voit-on peu de personnes qui, les lendemains de noces et de fêtes, n'aient eu à subir ces malaises qu'éprouve l'estomac pour avoir été surchargé de nourriture. Indice bien caractéristique de la difficulté qu'éprouvent les organes digestifs pour en distribuer les produits et en expulser au dehors les résidus excédents que le corps ne peut employer. — Ce qui se conçoit :

10. Dès que le corps ne peut employer, pour son accroissement et son entretien, tous les produits d'une alimentation trop abondante, il reste dans l'estomac des résidus *sanguinolents* qui, à raison de leur tendance à la *carnosité*, s'attachent et se fixent aux parois intérieures de ce *viscère* et tapissent le tube intestinal dans toute sa longueur. Par leur séjour prolongé dans ce tube élaborateur du sang, ces résidus inassimilés se dénaturent et acquièrent par le temps une adhérence assez forte pour résister aux efforts des muscles excréteurs et à l'action même de toutes substances médicales dissolvantes.

Qu'arrive-t-il alors?... on le comprend aisément :

11. En changeant d'état, ces résidus, qui ne peuvent acquérir la vitalité des parties organiques, se dénaturent et prennent un caractère d'âcreté ou d'aigreur, plus ou moins sensible. Par les émanations putrides qui s'en dégagent ils altèrent la pureté du sang qui, à raison de sa tendance à s'épurer, § 14, 15, dépose dans le cours de sa circulation les impuretés acquises dans les premières voies, en abreuve les tissus musculeux. Ainsi alimenté par un sang impur,

les tissus musculeux perdent leur fraîcheur, leur force ; les chairs acquièrent ces teintes jaunes plus ou moins livides qui se remarquent sur la physionomie des personnes malades ou qui sont disposées à le devenir.

12. C'est donc, on ne peut en douter, à la prédominance des éléments nutritifs et du sang, résultat d'une alimentation trop généreuse, et disproportionnée aux besoins du corps, aux émanations des résidus inassimilés restés dans les premières voies, que doivent être attribués tous les désordres de la santé : la perte de l'appétit, les mauvaises et imparfaites digestions qui renvoient à la gorge ces goûts amers, ces nausées, ou envies de vomir, qu'éprouvent le matin tous les sujets pituitaires, et presque toutes personnes après des jours de fête et de débauche. Symptômes bien évidents du dérangement de la santé et précurseurs de maladies d'autant plus difficiles à guérir que ces superfluités sont plus abondantes et qu'elles ont acquis par le temps une adhérence plus forte et porté l'altération du sang à un plus haut degré de corruption.

13. Nous le disons donc avec la plus profonde conviction, c'est dans les excès d'une alimentation déréglée et disproportionnée aux besoins du corps qu'existe, on peut dire, l'unique et principale cause des maladies (1).

Nous ne dirons pas qu'il en existe encore une autre qui contribue à appauvrir le sang et à miner les forces vives du jeune âge ; celle-ci n'est pas moins nuisible au bien-être de

____

(1) C'est le cas de dire, après Hipocrate : *plus occidit gula quam gladius.* (Il en meurt plus par la bouche que par l'épée).

la jeunesse, à son avenir, qu'à la constitution de sa progéniture.

Nous ne pouvons donc trop le répéter, ce n'est qu'en s'écartant des lois de la nature que l'homme se procure les maladies et les infirmités qui l'accompagnent dans le cours de sa vie, que toutes ses misères ne sont que les compensations de ses écarts, écarts qui altèrent la pureté du sang et donnent aux organes excréteurs d'autant plus de peine pour le rétablir qu'ils sont plus nombreux et se succèdent de plus près.

14. La nature ne fait rien au hasard ; dans le cours de son œuvre organisatrice, elle suit un ordre méthodique, régulier et constant. Elle a, pour la constitution de chaque espèce d'organisation, affecté des éléments particuliers et établi des organes spéciaux pour en régler la distribution, en sorte qu'elle ne pourrait, sans changer la forme des corps, anéantir même une espèce, y introduire d'autres éléments que ceux qu'elle a destinés pour leur constitution.

15. C'est ainsi, que le sang, qui est l'élément de l'organisation de la vie animale, doit, suivant cette loi de la nature, tendre à éliminer de son essence, dans le cours de son action distributive, les impuretés qu'il a acquises dans les premières voies à raison de leur mauvais état.

16. Quand le mécanisme animal fonctionne bien, qu'il suit le cours régulier de la nature, cette élimination des impuretés du sang s'opère par l'élasticité vitale des tissus organiques, par la contractilité plus ou moins libre des conduits excréteurs établis pour dégager les organes des superfluités nuisibles dont le séjour prolongé en troublerait les fonc-

1.

tions : la vie se soutient. Ce n'est donc que quand cette élimination des impuretés du sang est en défaut, que la marche des excrétions éprouve des entraves ou est insuffisante pour effectuer l'épuration des fluides élémentaires, que les tuyaux de la circulation sont, par les dépôts d'impuretés, dans un état de pléthore et même d'engorgement, que la vie est en péril.

17. Toutes les fois donc que cette œuvre importante de la nature s'accomplit sans difficulté, aucun de ses produits ne souffre, ne dépérit, et il ne peut exister de malaise, de souffrance, de destruction, que dans le cas contraire, c'est-à-dire, quand cette œuvre éprouve des entraves et des difficultés pour s'accomplir.

17 *bis*. Quand donc le sang vicié ne peut se dépouiller librement, par l'action vitale des tissus organiques, des matières étrangères à celles que la nature a destinées pour chaque constitution, que le travail des excrétions, disons-nous, ne s'effectue qu'avec difficulté ou irrégulièrement, il ne peut être étonnant que la santé soit mauvaise, et qu'une variété infinie de misères, d'infirmités s'accumulent sur les individus malsains.

18. Nous n'essaierons pas, dans ce précis, de signaler toutes les misères qui résultent du défaut d'épuration des éléments destinés pour la constitution du corps humain, elles sont si multiples, si variables qu'il serait impossible de les énumérer. Mais quelqu'en soit le nombre, le caractère et la variété des symptômes, il est certain que toutes procèdent de la cause commune que nous avons signalée § 10, 11, 13, dans le mauvais résultat d'une alimentation déréglée et trop abon-

dante qui, toujours, mène à un état de pléthore d'autant plus funeste qu'il maintient plus longtemps les tissus organiques dans une tension pénible.

18 *bis*. Aussi toutefois que les tissus musculeux et les conduits de la circulation sont dans cet état de tension et que l'élimination des impuretés nuisibles ne peut s'opérer par la voie naturelle des vaisseaux excréteurs, ces tissus et ces vaisseaux, surchargés d'impuretés, forcés de s'en débarrasser, rejettent et déposent-ils contrairement à l'ordre naturel des excrétions sur différentes parties du corps, les matières plus ou moins dénaturées, corrompues, qui constituent ces infirmités désignées par loupes, chancres, fistules, abcès, etc., en un mot tous les ulcères, plus ou moins corrosifs, qui s'établissent à l'extérieur. Et quand les produits d'une abondante sérosité affluent sur des parties intérieures du corps, ce sont des fluxions qui font ressentir leur action douloureuse : les maux de dents, les névralgies, les rhumatismes, les sciatiques, etc. C'est encore à cet état de pléthore, à l'insuffisante épuration des fluides viciés et répandus dans le système animal que résultent toutes espèces de fièvres : endémiques, épidémiques, typhoïdes, dont les symptômes varient dans le rapport de la tension pléthorique et du degré de la température ; celle même, plus terrible à raison de la rapidité de son action destructive : le choléra morbus, fièvre dont l'activité brûlante et corrosive ne laisse à aucune médication la possibilité de produire son effet.

19. Disons ici, par anticipation, que rechercher la cause de cette dernière maladie, le choléra morbus, en dehors de celle commune à toutes les maladies, § 10, 11, 13, dans les influences cosmiques, dans l'incompréhensible et prétendue

existence d'animalcules répandus en nombres infinis dans l'atmosphère, c'est écarter la science de la vérité, la faire errer dans le champ des conjectures, la mettre dans l'impossibilité d'arrêter le cours du fléau et d'en prévenir les atteintes. C'est ici, plus qu'ailleurs, qu'il faut être certain de la cause pour pouvoir arrêter les effets terribles de ce fléau.

20. Si donc la science médicale reconnaissait que la cause immédiate de toutes les maladies a sa raison d'être dans le mauvais état des premières voies, § 10, qui, surchargées par des matières dénaturées, corrompues, transmettent au sang le principe morbifique qui affaiblit, dénature et finit par détruire les plus robustes constitutions; qu'elle fût convaincue que toutes les misères qui accompagnent la vie humaine ne peuvent avoir d'autres causes que celles signalées dans les paragraphes 10, 11, 12, 13, cette science, dis-je, si difficile à acquérir et à pratiquer, à raison de la multitude de ses principes, pourrait parvenir à simplifier ses opérations et acquérir la certitude de leur succès.

20 *bis*. En portant ses vues sur le seul moyen de guérir qui consiste à purger les organes de la digestion, § 48, et de la circulation, et faire sortir les matières incrassantes qui en altèrent les fonctions, matières qui, n'ayant pu être assimilées, se sont corrompues, ont vicié le sang et répandu dans le système la putridité qui en abrége la durée, la science médicale, ainsi simplifiée, n'aurait plus qu'à rechercher, dans le laboratoire de la chimie, les substances les plus convenables pour atteindre ce but.

Par là disparaîtrait cette surcharge de travaux et d'études que l'élève doit faire pour se rendre familier la multitude de mots techniques, de dénominations particulières affectées à chaque partie du corps, et cette variété infinie d'affections locales auxquelles le médecin croit devoir appliquer un traitement particulier.

C'est ainsi que, dégagé de ce labyrinthe inextricable, que le plus savant praticien n'explore pas sans s'égarer, et que, fondé sur les résultats, reconnus positifs, d'un système purgatif, pouvant être employé dans la généralité des cas, l'art de guérir pourrait se familiariser parmi les populations des campagnes et profiter aux classes laborieuses dont le plus grand nombre est privé des faibles ressources que la plupart des médecins éloignés ne peuvent leur procurer qu'à grands frais.

21. Par la simplicité de notre méthode de traiter toutes les maladies, méthode qui consiste en un régime purgatif convenablement ordonné et suivi jusqu'au rétablissement des organes sécréteurs et excréteurs dans leurs libres fonctions (méthode que quarante années de méditation et d'essai sur nous-même nous ont fait reconnaître infaillible), l'art de guérir, ainsi simplifié, pourrait aisément et avantageusement se répandre, disons-nous, dans la population des campagnes. Devenu familier, la santé des masses s'établirait d'autant meilleure que le principe sur lequel nous disons qu'elle repose serait mieux compris et plus généralement adopté.

22. Chaque famille ayant, comme nous, à sa disposition l'élixir tonique dépuratif du sang, qu'il ne faut pas confondre avec l'élixir de longue vie (dont nous donnerons au besoin la formule), ou son analogue que la science indiquerait, pouvant, par l'usage de ce simple médicament, prévenir toutes les maladies à leur début, les misères qu'elles laissent à

leur suite, deviendraient d'autant plus rares qu'elles seraient combattues par un moyen plus sûr de guérir. On ne verrait plus alors autant de maladies chroniques ni de sujets valétudinaires traîner une constitution dénaturée par de longues souffrances.

Le choléra morbus, comme toutes les épidémies dont nous allons parler, fléaux qui ne règnent que par suite de la corruption des mœurs qui est une des puissantes causes de l'altération des fluides organisateurs, et dont les grands centres de population fournissent trop d'exemples, disparaîtrait à son tour.

C'est alors que la vie humaine, pouvant être dégagée des innombrables misères qui l'accompagnent, brillerait d'un plus grand éclat et parviendrait à acquérir une durée plus longue; car, d'une santé meilleure, il doit en naître des organisations meilleures, et, des organisations meilleures une vie plus forte, plus active, par conséquent plus durable. Ce qui changerait le sort de l'existence précaire de l'humanité.

Examinons maintenant quelle peut être l'origine du choléra et autres épidémies, qui sont les plus terribles fléaux de l'espèce humaine.

LE CHOLÉRA MORBUS

Nous venons de voir, dans ce qui précède, que la cause fondamentale des maladies en général, repose sur le mauvais état des organes et des fluides dont est constitué le mécanis-

me animal, § 12, 20. Cherchons maintenant à mettre au jour
la cause du caractère particulier qui en distingue le choléra
et autres épidémies, et quels sont les moyens de les éviter
et d'en prévenir les atteintes.

23. Quand on a pu constater, comme nous l'avons fait durant
l'invasion du choléra dans la Haute-Saône, que les personnes atteintes par ce fléau étaient précédemment dans un
état de santé très-précaire, pour ne pas dire mauvais, que la
plupart éprouvaient de ces malaises fréquents, auxquels ne
s'arrêtent pas le plus grand nombre des gens de la campagne,
tout observateur scrupuleux aurait pu remarquer, comme
nous, que l'invasion de l'épidémie reposait sur la prédisposition, d'un certain nombre de personnes, à une maladie
imminente que les circonstances d'une température élevée
ont déterminée, ont aggravée, ont rendue d'autant plus
meurtrière que la fermentation putride des fluides du corps
devenait plus active sous l'action de la chaleur. Et aussi
qu'il n'échappait guère à ce fléau, que les personnes saines
dont la salubrité du sang et de l'humide radicale, était le
bouclier préservateur des atteintes de la corruption ; éter-
nelle base des maladies qui assiégent le genre humain.

24 Quand encore nous avons pu remarquer que, par des
habitudes de certaines familles, comme de certains individus, le régime alimentaire suivi n'était pas de nature à favo-
riser l'entretien du bon état des fluides élémentaires du
corps, et maintenir l'humide radicale dans l'état de pureté
nécessaire pour l'entretien d'une bonne santé, et que, d'un
autre côté, les soins apportés tant pour la préparation des
aliments, que pour la conservation des substances alimentaires, n'étaient pas toujours suffisants pour être soustraits

à l'action de cette fermentation putride qui, dans les temps de chaleur, se produit dans la plupart des substances alimentaires, ce qui donne lieu à la production d'animalcules d'autant plus actifs pour décomposer ces substances et les corps dans lesquels ils se multiplient, que la chaleur est plus ardente ; nous avons pu comprendre pourquoi les uns étaient atteints par l'épidémie, tandis que les autres ne l'étaient pas.

25. C'est ainsi qu'après de nombreuses et sérieuses observations sur les circonstances dépendantes de la localité, de la température, et surtout de l'état de santé des habitants, nous avons de même pu nous convaincre que la cause du choléra était inhérente à l'insalubrité du sang et des fluides organisateurs, principe de toutes maladies, § 17 *bis*, et, par conséquent, comme nous venons de le dire, à la prédisposition à une maladie imminente que des circonstances relatives à la température ont déterminée.

Mais il restait à savoir quelle était la cause de la rapide multiplicité des cas, et celle surtout de cette prompte dénaturation des fluides qui si souvent anéantissait la vie en moins d'un jour.

Voici quelles ont été les réflexions qui nous ont guidé sur ce sujet.

Elles reposent sur des circonstances qui accompagnent les grandes chaleurs et que tout le monde peut constater.

26. Chacun a pu remarquer que, pendant la durée des grandes chaleurs et des sécheresses d'été, la terre se couvre d'insectes visibles qui, souvent, en ravagent les produits. De même, a-t-on pu reconnaître aussi qu'il s'engendrait par la

même cause, dans tous les lieux où il existait des matières
en décomposition d'autres êtres invisibles à l'œil ; que partout où la chaleur favorisait la fermentation des matières, où
il existait un levain de corruption, il se produisait d'autres
insectes animalcules invisibles, plus nuisibles encore.

Qu'alors de même que la multiplication des insectes visibles est une calamité pour les végétaux, de même est celle
des animalcules invisibles pour les animaux. Et ainsi que
les végétaux sont la proie des parasites visibles, de même
les animaux sont celle des animalcules invisibles qui exercent sur eux des ravages d'autant plus grands qu'on n'en
soupçonne pas même la présence.

C'est ainsi que chacun des règnes organisés a ses calamités
à supporter dans la succession des temps. Et on ne peut
contester que de cette cause dépendent les divers fléaux qui,
dans certaines circonstances, font dépérir des quantités plus
ou moins grandes des produits de chacun de ces règnes.

27. Chacun sait, de même, et ne peut douter, que par la
chaleur tout est produit, tout s'anime dans la nature, que,
par elle seule, la vie s'organise, se multiplie sur la terre,
que la chaleur naît du soleil qui la produit (1), que sans le
soleil il n'existerait point de chaleur, comme sans chaleur
point de vie. Donc, plus la chaleur est forte et intense, plus
la vie se multiplie ; plus elle est active et puissante, plus les
êtres qu'elle multiplie sont abondants, et plus ils ont à lutter
pour se procurer les éléments de la vie qui, souvent, sont
insuffisants pour l'entretien de tous. — C'est donc dans ce
cas que certaines espèces dépérissent par défaut d'aliments,

(1) Voir page 42 de notre ouvrage sur la *Formation de la terre.*

et que tant d'autres devenues la proie d'espèces différentes, succombent quand elles ne peuvent s'en défendre ou en éviter les ravages. Mille exemples pourraient être cités à l'appui de cette assertion.

Vers les pôles de la terre (froides contrées) ces luttes n'existent pas comme vers l'équateur, où les épidémies fréquentes sont le résultat de l'excessive multiplication de la vie organisée.

28. Les maladies épidémiques, ne pouvant avoir une cause particulière indépendante de celles communes à toutes les autres maladies, § 12, 17 *bis*, 19 *bis*, ne peuvent avoir d'autres raisons d'être que cette circonstance occasionnelle qui les en distingue ; une haute température qui atténue les fluides du corps et dispose ceux qui sont insalubres à une fermentation putride de laquelle procèdent les quantités d'animalcules méphitiques que la chaleur multiplie et auxquels elle donne, dans la proportion de son intensité, l'activité dévorante qui caractérise cette rapide corruption qui anéantit en si peu de temps les plus fortes constitutions mêmes.

29. Toute maladie désigne une marche contre nature qui mène plus ou moins rapidement l'être souffrant à sa destruction, et dont la cause, § 9, est inhérente à son mode d'alimentation, duquel mode dépend la qualité du sang et l'état des organes qui le sécrètent, § 11.

La cause des épidémies, comme on peut le concevoir, est moins dans la qualité nutritive des aliments que dans l'abus qu'on en fait, abus qui cause le mauvais état du sang, et des organes de la digestion et de l'assimilation qui en distribuent les produits, § 10 ; car, quand ces organes élaborateurs et dispensateurs des éléments sont en bon état, le sang qu'ils forment et distribuent doit en suivre la qualité. Or, de l'état de pureté du sang et des organes qui le sécrètent et le distribuent, doit dépendre le bon état de la santé, état contraire à la corruption, unique source de production des animalcules parasites que la chaleur engendre.

30. Quand nous disons que la cause des épidémies est moins dans la qualité nutritive des aliments que dans le mauvais état des organes de la digestion et de l'assimilation, nous n'en inférons pas que les aliments sont sans influence sur ces organes. Nous pensons, au contraire, qu'ils sont dans le cours des épidémies le messager qui en porte le germe prolifique dans les voies de la circulation.

31. Car, à part les saisons où les viandes qui sont la majeure partie de l'alimentation, peuvent se conserver saines, on n'apporte pas une attention assez scrupuleuse en été sur l'usage de celle de boucherie, ni sur tout autre produit du règne animal qui, plus susceptible de se dénaturer par la chaleur que ceux du règne végétal, sont bien moins sains à raison de la décomposition rapide qui en détériore la nature. Ce qui mérite d'être examiné :

32. Dès l'instant que l'animal est abattu et privé de vie, ses chairs commencent à se détériorer et continuent incessamment jusqu'à leur complète putréfaction avec une rapidité proportionnelle au degré de la température. Par les grandes chaleurs, peu de temps suffit pour les rendre très-insalubres.

33. Par leur décomposition elles dégagent des odeurs méphitiques desquelles il faut se défier à raison de la production d'animalcules invisibles que la chaleur y engendre et qui, portés par les odeurs et les aliments dans les voies di-

gestives, deviennent un germe de dénaturation des fluides du corps, et, par suite, une des puissantes causes des maladies endémiques que la chaleur multiplie dans plusieurs contrées.

34. Tant frais que soit le cellier et le garde-manger, ils ne peuvent être, durant les fortes chaleurs, assez isolés pour n'en pas ressentir l'action. Ce dernier devient donc, très-souvent, un réservoir insalubre par ses émanations qui sont d'autant plus méphitiques que les soins de propreté qu'on lui donne sont plus négligés. Des parcelles restantes se corrompent en subissant une fermentation putride de laquelle résulte la production d'animalcules si subtils qu'ils sont à raison de leur volatilité transportés par les odeurs.

34 *bis*. Par la chaleur la matière s'organise, la vie s'établit, se multiplie. Des spores, selon Pasteur, ou des colpodes selon Michelet, formés par la combinaison de la lumière avec les couches basses de l'atmosphère, deviennent le principe de cette fermentation qui développe les ovules, principe d'animalcules vivants qui acquiert une activité d'autant plus grande que la température est plus élevée.

35. Dans les contrées méridionales, cette production d'insectes, tant visibles qu'animalcules invisibles, est si abondante qu'elle semble disputer le droit de vie à l'espèce humaine. Une fermentation putride, généralement activée par la haute température, les développe, les multiplie en quantité si prodigieuse, qu'il semble que la terre les vomisse. L'air en est saturé, infecté et rendu très-méphitique.

36. Des mares d'eau croupissantes, des étangs non-desséchés, des marais fangeux où il existe des matières végétales

et animales en décomposition, des cadavres tombés, et dans tous les lieux sales, les tas d'immondices que la chaleur fait fermenter, il s'en dégage d'immenses quantités d'êtres organisés, si subtils, que des milliers pourraient être portés à la pointe d'une aiguille. Dans les matières alimentaires sèches, les farines, les blés dans les greniers, sont dénaturés, quelquefois au point de ne plus pouvoir servir à l'alimentation de l'homme. Partout on voit la vie sortir de la matière inorganique, se multiplier, au préjudice de l'homme, sous d'innombrables formes ou nouvelles ou perfectionnées, et cette vie, qui n'a de durée que le moment des chaleurs, est incomparablement plus active que celle des grands corps au préjudice desquels elle subsiste. C'est ainsi qu'on les voit durant les grandes chaleurs, amollis, exténués, sur le point de céder à ces invisibles atômes frétillants, la vie qu'ils possèdent, une vie qui semble se déplacer et revêtir d'autres formes ; car, tandis que l'extrême chaleur affaiblit et abat les grands, elle fortifie, élève et vivifie les petits. La vie semble changer d'hôte. Des débris de la chute des grands, il en naît des légions d'infiniment petits, d'espèces différentes qui, continuant la vie que des grands abandonnent, font la guerre à ceux qui restent sur pied.

37. Ici, la multitude fait la force dominante, en présence de laquelle l'orgueil de l'homme, ambitieux du pouvoir, devrait s'abaisser ! Peut-il s'opposer à cette prodigieuse production d'animalcules mille fois plus terrible pour lui que celle de la grêle dans la nuée ? Combien d'essais inutiles pour en combattre les ravages, de tentatives faites sans connaissance de cause, sont restés sans succès ? Et combien de victoires ces nouveaux-nés n'ont-ils pas remportées sur la science

humaine qui, jusqu'à ce jour, n'a pu les vaincre, ni même leur disputer une seule conquête (1).

38. A tous ces êtres vivants, tant insectes visibles qu'animalcules invisibles que la chaleur crée, anime et multiplie, il faut, ainsi qu'à l'homme, pour établir leur petite constitution, une part dans la distribution des éléments organiques de la vie, et cette part c'est la chaleur qui la fait, qui la leur donne. Ce ne sont pas les grands qui font ici la part des petits, mais bien les petits qui terrassent les grands, et qui, de leurs débris, en font leur pâture.

39. Dans les cadavres tombés, nous les voyons en remuer les chairs qu'ils décomposent pour s'en approprier les sucs en se disputant, jusqu'aux dernières molécules, l'élément qu'ils recherchent pour leur constitution. Ces chairs se raniment, de la mort renaît la vie. D'un seul individu mort il naît des myriades de vivants qui, pour quelques contrées, sont une cause de ravage et de dépopulation.

Voltaire, à propos de massacres et des cadavres tombés, a dit :

> Et dont les troncs pourris exhalent dans les vents
> De quoi faire la guerre au reste des vivants.
>
> (Henriade).

(1) Peut-on, avec raison supposer, comme quelques savants le prétendent, que le choléra soit produit par des animalcules émanés de l'atmosphère ?...

S'il en était ainsi, toutes les personnes de la localité où il sévit, qui vivent et respirent le même air, n'en seraient-elles pas atteintes ? Ce fléau qui ne règne que par la chaleur, ne se produirait-il pas aussi bien dans les pays froids que dans les pays chauds, l'hiver que l'été ? et puis de tels êtres qui, ne pouvant avoir une densité différente de celle du milieu où ils existeraient à l'état latent, pourraient-ils agir sur la matière trop dense pour eux de nos corps, la corrompre et s'en alimenter ?...

Cela n'est pas probable.

40. Nous disons donc que la cause du choléra morbus, comme celle de toutes les épidémies en général, reposerait, en quelque sorte, sur une loi de la nature, loi qui laisse à chaque genre, à chaque espèce créée, le libre arbitre de son sort, c'est-à-dire le droit sur tous les éléments qui peuvent s'identifier à la nature de chaque corps pour sa constitution.

Ici le législateur aurait fort à faire ; pour l'entretien de la vie organique il faut des éléments ; or, lequel de l'homme, qui fait sa proie de tous les êtres qui sont sous sa domination et de l'infime atôme vivant qui, dans les temps de chaleur, fait sa proie de l'homme, a le plus de droit à la vie ?... Le législateur, homme, dira-t-il : c'est moi ?... Mais la mort, alors présente, lui dira, non :... tu n'as pas su te préserver de la corruption dans laquelle s'engendre et se multiplie ton adversaire, tu dois succomber sous la force et l'ascendant que tu lui a laissé prendre sur toi ;... tu as perdu le droit de vie que tu n'as pas su conserver !

41. Et, en effet, ne voyons-nous pas, avec l'œil du génie, ces innombrables cohortes d'animalcules dévorants, introduites dans les corps vivants, par les aliments et les émanations putrides du voisinage, s'y engendrer quand elles y trouvent un levain de fermentation qu'active la chaleur, se multiplier dans les fluides qu'elles dénaturent, qu'elles dessèchent, en absorbant, pour s'en alimenter, ce qu'ils ont de plus élémentaire, de plus vital, et s'emparer ainsi d'une vie qu'elles anéantissent au profit de la leur ; d'une vie qu'elles conquièrent avec d'autant plus de rapidité qu'elles sont plus nombreuses et plus actives. Et n'est-ce pas encore à la rapide multiplication de ces invisibles cohortes et à l'activité décomposante qu'elles exercent dans les corps qu'on doit

attribuer l'insuccès des plus actives médications ?

42. L'irritation que ces animalcules causent, par leur incessant frétillement dans l'estomac et les intestins où ils se multiplient est si violente, qu'elle produit des vomissements convulsifs, une soif ardente que rien n'apaise, des coliques insupportables auxquelles succèdent des diarrhées, des évacuations de matières corrompues, des crispations qui, en peu de temps, épuisent les forces du malade, l'affaiblissent par d'horribles souffrances auxquelles il succombe en peu d'heures.

Après avoir signalé la cause vraie du choléra et autres épidémies, examinons quels sont les moyens de s'en préserver quand l'intensité du mal s'oppose à tous ceux qu'on emploie pour le guérir.

TRAITEMENT : *Prophylaxie contre le choléra.*

43. La cause du choléra ne pouvant être, ainsi que nous l'avons dit précédemment, distincte de celle commune à toutes les maladies en général, § 19, 28, le traitement ne peut en différer que par l'énergie d'une médication plus active qui puisse arrêter la marche, presque toujours rapide du principe morbifique dont l'activité est d'autant plus difficile à combattre que l'état de santé a été plus longtemps négligé et qu'il est plus mauvais au moment de l'invasion de l'épidémie.

44. Si donc le malade, avant d'être atteint par les vomissements, les diarrhées et les crispations, état qui ne laisse plus guère d'espoir, eût suivi une série de purgations actives et suffisamment prolongées pour atteindre le rétablissement

du sang dans son état de pureté, § 10, suivant la méthode que nous allons signaler, il n'aurait pas été atteint par l'épidémie.

La seule prophylaxie certaine qui puisse préserver des atteintes du choléra comme de toutes autres épidémies, consiste donc à rétablir le sang et, en général, tous les fluides élémentaires dans le meilleur état de salubrité possible ; état qui ne puisse laisser prise à aucune maladie, § 29 *bis*. Ce qu'on obtient avec certitude par la méthode purgative dont nous allons donner l'aperçu.

DE LA PURGATION

45. Jusqu'à présent la science médicale n'a pu poser la base d'un système de médication infaillible et aussi certain de prévenir et de guérir toutes les maladies, que le système de purgation que nous annonçons.

Déjà plusieurs médecins sont d'accord sur l'importance de la purgation dans le traitement des maladies. Entr'autres, un docteur célèbre a dit : « la purgation est le plus puissant de tous les moyens employés pour conserver et rétablir la santé » il ajoute que, seul, entre tous les systèmes de médecine, le système purgatif est susceptible d'être compris par tout le monde sans aucune étude spéciale.

46. Nous pouvons ajouter qu'un système de purgation,

bien ordonné et bien suivi, est, de toutes les méthodes de médications connues, le seul moyen de parvenir, avec certitude de succès, à débarrasser les voies principales de la circulation de toutes les impuretés qui en altèrent la libre fonction, et par conséquent le seul capable de rétablir la santé sur sa base ordinaire.

47. Mais, disons-le, une méthode purgative est encore, dans l'état actuel de la science médicale, un problème à résoudre, une science à créer. On pense généralement qu'en donnant aux malades une dose purgative, c'est les purger suffisamment, et on s'en tient là, dans la croyance qu'il y aurait de l'inconvénient de répéter ce traitement le lendemain. On ne se persuade pas que dans bien des cas, une dose purgative seule n'est pas sans danger ; par ces raisons qu'elle découvre, par l'enlèvement de la superficie des dépôts ou résidus adhérents aux membranes muqueuses intestinales, moins dénaturés, des matières plus anciennement déposées et plus corrompues, qui, par leurs actions directes sur les fluides et les matières alimentaires qu'elles altèrent, les disposent à une fermentation putride, qui aggrave presque toujours la situation des malades et donne lieu à l'augmentation des fièvres qui rendent leur situation plus critique.

Il en est de même de plusieurs doses quand elles se succèdent à de longs intervalles, qui laissent aux matières les plus adhérentes, les plus corrompues, le temps de reproduire la corruption, et de rendre souvent une maladie incurable.

MÉTHODE PURGATIVE

48. Nous disons donc, appuyé sur une longue expérience, que pour obtenir de bons résultats de la méthode purgative, il faut que l'action des purgatifs dissolvants employés s'accomplisse dans les maladies aiguës sans interruption, jusqu'au moment où il n'existe plus de dangers pour la régénération du principe morbifique, c'est-à-dire pour l'envahissement de l'humide radicale par ce principe, que dans certains cas les évacuations de biles et autres matières corrompues, se continuent rapidement à de courts intervalles, en sorte qu'elles ne puissent laisser au mauvais état du tube intestinal, la possibilité de multiplier les impuretés qui vicient le sang. — Il faut que les substances employées soient de nature dissolvante, détersive, capable de liquéfier et expulser du corps les matières incrassantes, § 10, les plus adhérentes qui, déposées à de longues dates par un sang vicié dans tous les vaisseaux de la circulation, entretiennent le mauvais état de la santé.

Ce n'est que par une activité suivie apportée dans la méthode dépurative, qu'on peut espérer de parvenir à dominer la puissance de l'action corruptrice qui, peu à peu, tend à envahir tout le système, et à mener le corps à une complète destruction, qu'on peut espérer la certitude de guérir, § 21 22. (1)

Par tout ce qui précède, on peut affirmer que la seule prophylaxie certaine pour éviter le choléra et autres épidémies,

(1) Par une méthode purgative convenablement dirigée, on peut rétablir les roses de la jeunesse ; et quel que soit l'état vicié du sang, régénérer même les santés les plus avariées dans le jeune âge.

c'est de maintenir le sang dans l'état de pureté nécessaire à l'existence d'une bonne santé, § 14, 15, 16, 17. Il est inutile de dire que cette méthode exige une alimentation réconfortable.

DES DARTRES ET DES CHANCRES

49. La cause de la production des dartres et des chancres, qui ne peut différer de celle commune à toutes les maladies, est de même dans le mauvais état des organes élaborateurs du sang et dans l'impureté de ce fluide, § 10, 11, 12. L'une et l'autre de ces infirmités résultent de la tendance des tissus organiques à exsuder de leur essence, § 18 *bis*, les impuretés que le sang peut y avoir déposées dans le cours de sa circulation, et sont produites par des dépôts plus ou moins abondants sur quelques parties du corps, d'une humeur séreuse qui se solidifie, et devient âcre, corrosive par la formation d'animalcules qui en constituent le caractère et l'expansion rongeante.

50. La dartre, quoique variée en apparence et se manifestant diversement sur la peau dans laquelle elle plonge plus ou moins, et que traverse quelquefois l'humeur séreuse, ne diffère du cancer que par une moindre affluence de cette humeur et de sa moindre corrosiveté.

Le moyen curatif de ces infirmités est le même pour l'un et l'autre.

L'extirpation douloureuse des chairs dénaturées par l'érosion animalculaire, ne suffit pas souvent pour amener la guérison du cancer et la santé de la personne qui en est atteinte. La cause ne pouvant être détruite par l'enlèvement pénible et presque toujours imparfait des chairs corrompues, il n'est pas rare de le voir reparaître avec plus de causticité peu de temps après l'opération, ou reporter ailleurs par le déplacement de la sérosité, une autre infirmité non moins funeste.

51. Le seul traitement capable de guérir radicalement les dartres comme tous les autres ulcères chancreux, consiste, § 20 *bis* : 1° dans l'usage, plus ou moins prolongé, de substance purgative afin de rétablir le sang vicié et les voies de la circulation, dans leur état de pureté primitive. 2° Dans l'emploi d'une substance capable de détruire l'animalcule qui est le principe de la corrosion des tissus et de l'expansion de l'ulcère.

52. Pour parvenir à ce but il faut dans le premier cas recourir à l'usage journalier d'un purgatif convenable, analogue à notre élixir dépuratif du sang ; prolonger la durée du traitement jusqu'à ce que le sang vicié de l'individu affecté ait recouvré son état de pureté, § 48. Pendant ce régime et après en avoir obtenu une amélioration dans la qualité des fluides et du sang, ce qu'on reconnait par l'amoindrissement de la fluxion, il faut saupoudrer plusieurs fois la dartre ou la tumeur ulcérée avec le sulfate de zinc pulvérisé, la recouvrir d'un linge double trempé dans une forte dissolution de cette poudre dans l'eau.

Par ce traitement, *bien conduit*, souvent une huitaine de

jours suffit, quand le sang n'est pas dénaturé à un haut degré, pour amener à guérison parfaite les dartres les plus rebelles, dans le cas contraire la prolongation du traitement amène toujours la guérison radicale, certaine des dartres et des cancers.

Nous disons donc que dans la pureté du sang existe l jouissance d'une bonne santé, qui est le plus grand bie que l'homme puisse posséder, et que mettre au jour un méthode infaillible pour l'établir et la conserver est, de toute les découvertes, la plus importante qu'un homme puiss faire !

ROBLET.

FIN

Mirecourt, typ. Humbert.

www.ingramcontent.com/pod-product-compliance
Lightning Source LLC
LaVergne TN
LVHW012313050726
842524LV00004B/1384